Inhalt

Biohacking – mehr Erfolg durch Selbstoptimierung.......... 3
Biohacking: Ich gestalte mich neu 5
   Was ist Biohacking?... 6
   Woher stammt das Biohacking?................................... 8
   Wie bekannt ist Biohacking in Deutschland? 10
   Was bedeutet es, ein Biohacker zu sein? 12
   Woran erkennt man einen Biohacker? 15
   Biohacking vs. Sci-Fi: Ist das Ganze realistisch?........... 19
   Was bedeutete es nun, sich selbst zu optimieren?..... 21
Vorteile von Biohacking.. 23
Nachteile von Biohacking 27
Wo kann man Biohacking anwenden? 28
   Biohacking im Sport und der Leistungsbereitschaft.... 30
   Biohacking in der Gesundheit und Ernährung............. 32
Mentale Stärke durch Biohacking 35
Biohacking und das Wissen 37
     Fakt ist 39
Die bekanntesten Biohacking-Methoden (1000) 40
Fasten und andere Ernährungsformen 42
Sport und Fitness.. 45
Meditation.. 47
Dankbarkeit 48

- Visualisierung und Fokussierung 50
- Zusammenfassung 51
- Hilfsmittel beim Biohacking: Welche Methoden sind bekannt? 52
- Was hat Biohacking mit Dopamin zu tun? 55
  - Wie funktioniert Dopamin? 57
  - Wie kann man den Dopaminspiegel erhöhen? 60
    1. Bewegung 61
    2. Ernährung 61
    3. Meditation 61
- Umsetzung, Übungen und wie Sie Biohacking und die Selbstoptimierung in den Alltag integrieren 63
  - Wo will ich mich verändern? 65
  - Das 1 x 1 des Code-Umschreibens 67
  - Ich verlasse meine Komfortzone 70
- Der START: Ich werde zum Biohacker 73
  1. Gehen Sie in Ihre Küche 75
  2. Trinken Sie mehr Wasser 75
  3. Verdunklung des Schlafzimmers: 76
  4. Sport 77
  5. Sonne genießen 77
  6. Optimieren Sie Ihr Gehirn 78
- Tipps und Tricks, sich dem Biohacking im Alltag zu bedienen 80
  1. Der Schlaf 81

2. Stress abbauen 81
3. Ernährung: 82
4. Sport 83
Übung : Nutzen Sie das Journaling 84
Beginnen Sie sofort... 85
Zusammenfassung... 87

Biohacking

Mehr Erfolg durch Selbstoptimierung

Johanna Schenck

Biohacking – mehr Erfolg durch Selbstoptimierung

Selbstoptimierung – ein Thema, welches man sich immer wieder anschaut, aber nur sehr selten selbst durchführt. Sich selber zu optimieren, fällt den meisten von uns schwer. Wir sind Individuen und von unseren Gefühlen und unseren Talenten geprägt. Jeder hat eine andere Denkweise, jeder lernt anders und jeder kann sich unterschiedlich stark motivieren und disziplinieren.

Der menschliche Körper ist mindestens genau so komplex wie unser Gehirn. Es ist also nicht verwunderlich, dass wir die meiste Zeit mit uns und unseren Gedanken kämpfen. Ob schlechte Gedanken oder positive, wir sind von dem abhängig, was wir denken.

Verstehen wir unsere eigene Biologie, können wir Erstaunliches leisten. Ist das Verständnis für den

Körper, seine Abläufe und die damit verbundenen Konzepte vorhanden, sind wir dazu in der Lage, uns zu optimieren.

Genau darum soll es nun in diesem Buch gehen. Wir legen Ihnen den Schlüssel für das Biohacking in die Hand. Denn mit dem Biohacking werden Sie Ihren Körper und den individuellen Code in Ihnen selbst neu gestalten und aufstellen.

Biohacking: Ich gestalte mich neu

Wenn es um das Thema Selbstoptimierung geht, dann denken sehr viele Verbraucher an Hokuspokus. Dabei ist die Selbstoptimierung etwas, was wir unbedingt erleben und durchführen sollten. Nicht nur um eine bessere Version von uns selbst zu werden, sondern auch um uns selber besser kennenzulernen. Wir möchten nun auf das Thema Biohacking mit Ihnen zusammen eingehen. Dabei werden wir nicht nur den Versuch einer Definition starten, sondern Ihnen wichtige Informationen zum Biohacking vermitteln. Optimieren Sie sich und Ihren Körper und das mit den einfachsten Methoden.

Was ist Biohacking?

Gehen wir als Erstes darauf ein, was Biohacking eigentlich ist. Das Biohacking kann in unterschiedlichen Kontexten verstanden werden. Eine einheitliche Definition ist in diesem Bereich nicht zu finden. Das liegt nicht daran, dass die Methode so neu ist oder dass es viele Kritiker gibt, sondern es liegt an der Art der Durchführung. Jeder Biohacker, das sind die Anwender der Methoden, ist individuell. Trotzdem wollen wir versuchen, eine Definition zu finden.

Biohacking kann als eine Art Do-it-Yourself-Biologie beschrieben werden. Dadurch entstand eine biotechnische Bewegung unter den Anhängern. Diese Anhänger machen sich die Biologie des Menschen und dessen biologische Abläufe zunutze, um sich selbst zu optimieren.

Das Biohacking verbindet also unterschiedliche Aspekte miteinander und schafft dadurch verschiedene Vorteile. Die Erkenntnisse aus der Biologie, der Lehre über den menschlichen Körper und das Verständnis der Philosophie werden beim Biohacking vereint.

Es lässt sich also an dieser Stelle nun schon feststellen, dass Biohacking nicht einfach nur ein Hirngespinst ist, sondern es dient der Selbstoptimierung auf unterschiedlichste Weise. Biohacking wird in vielen Begriffsdefinitionen gehandelt. Es wird bei der allgemeinen Lebensveränderung angewendet oder auch bei der Selbstoptimierung. Wie bereits von uns angesprochen. Auch in der Medizin findet es Anwendung. Implantate jeder Art können das Leben optimieren. Dadurch wird Biohacking auch in diesem Bereich angewendet.

Woher stammt das Biohacking?

Woher das Biohacking ursprünglich stammt, ist nicht ganz offiziell. Man geht davon aus, dass Biohacking seinen Ursprung in den USA hat. Von hier aus soll das Thema den großen „Teich" überquert haben. In den USA gibt es zahlreiche Anhänger, die ihre eigene Biologie besser verstehen wollen. Dabei sollte man jedoch sehr genau darauf achten, was man tut. Wer sich nun die Tüftler in den Garagen vorstellt, hat nicht einmal so unrecht. Es gibt durchaus solche, die an der Biologie herumbasteln. In Deutschland ist das jedoch undenkbar.

In Amerika sind die Vorstellungen etwas ausgeprägter als in Deutschland. Ein Experiment wurde jedoch besonders gelobt. Dabei hat ein amerikanischer Bürger es geschafft, Moos so zu manipulieren, dass es nach Patchouli riecht und in Zimmerpflanzen angewendet werden kann. In Amerika geht man noch weiter. Für Lernaspekte gibt es dort kleine Bastelsets, die beispielsweise die Möglichkeit bieten, Hefe zum Leuchten zu bringen.

Das alles scheint nun sehr beeindruckend zu sein. Wenn man allerding bedenkt, dass man an seinen eigenen Genen basteln soll, dann wird dem ein oder anderen schon etwas merkwürdig zumute. Deswegen wird man nie in diesem Umfang den menschlichen Körper manipulieren. Es geht aber auch, ohne an den Gen-Strängen zu basteln.

Beim Biohacking geht es viel mehr darum, den eigenen Körper besser kennenzulernen und dadurch die vielen Unterschiede in den Genen zu verstehen. Lernt man sich und seinen Körper kennen, kann man diesen perfekt manipulieren.

Wie bekannt ist Biohacking in Deutschland?

Biohacking ist ein weltweiter Trend, der nicht nur eine Spielerei darstellt. Das System dahinter wurde auch nicht von der Lebensmittelindustrie geschaffen, um beispielsweise mehr Nahrungsergänzungsmittel zu schaffen. Es handelt sich durchaus um eine Methode, die sehr viele Vorteile mit sich bringt. In Deutschland beginnt das Thema Biohacking erst jetzt, Erfolg zu haben.

Obwohl die Methoden in Deutschland erst jetzt beginnen, zu fruchten, scheint es weltweit schon sehr viele Anhänger zu geben. Biohacking ist eine Bewegung, die Kritiker aufhorchen und Befürworter staunen lässt. Fakt ist: Durch Biohacking lernen Sie Ihren Körper besser kennen und schaffen damit ein anderes Bewusstsein über sich selbst.

Wenn auch Sie nun anfangen wollen, Ihre eigene Biologie besser kennenzulernen, dann sollten Sie damit beginnen, zu verstehen, was Biohacking ist, wie man es anwenden kann und wie Sie es für sich selbst nutzen können.

Was bedeutet es, ein Biohacker zu sein?

Biohacker sind die Menschen, die das Biohacking gesellschaftsfähig machen. Doch was bedeutet es, ein Biohacker zu sein? Das Thema Biohacker ist ein Aspekt, den man ebenfalls nicht genau ergreifen kann. Es gibt keine handelsübliche oder gesellschaftsfähige Aussage dazu. Denn jeder sieht das Biohacking als etwas vollkommen anderes an. Doch was bedeutet es nun, ein Biohacker zu sein? In erster Linie sehen sie den Fortschritt in der Medizin und auch in der Gesellschaft nicht als schadhaft an. Sie erkennen, dass bestimmte technische Entwicklungen einen Vorteil bringen können.

Biohacker sehen aber nicht nur den technischen Fortschritt als etwas Positives, sondern auch die eigene Weiterbildung. Das wiederum heißt, dass Sie sich kennenlernen sollten. Lernen Sie sich und Ihre

Biologie kennen. Was macht Sie müde? Was lässt Sie Hunger verspüren?

In Fakten ausgesprochen: Der Biohacker erkennt die Einflüsse seiner Umgebung und nutzt diese, um seine körperliche Gesundheit zu verbessern und zusätzlich die mentale Energie zu bündeln.

Der Ansatz dabei ist der gleiche wie beim Computerhacker. Biohacker verstehen das System Mensch und können es daher von außen verändern. Das heißt also, damit Sie ein Biohacker werden können, müssen Sie Ihren Körper kennen. Lernen Sie das System kennen und verändern Sie es dann.

Wir möchten dazu ein Beispiel anführen. Wer dem Biohacking nachgeht, der weiß beispielsweise:

1. Wie man abnehmen kann, ohne zu hungern.
2. Wie man schneller Muskeln aufbaut.
3. Wie man mit nur 6 Stunden Schlaf erholt ist.
4. Wie man schneller lernt.
5. Wie man Stress sofort senken kann.
6. Wie man über Stunden hinweg eine Aufgabe kontinuierlich meistern kann.

Das ist beeindruckend, oder? Wenn Sie genau das erlernen wollen, dann sind Sie der Selbstoptimierung bereits einen Schritt näher gekommen. Wir wollen nun in den darauffolgenden Abschnitten darauf eingehen, woran man einen Biohacker erkennt und wie Sie selbst diese Optimierung durchführen können.

Woran erkennt man einen Biohacker?

Überlegen Sie nun gerade, ob neben Ihnen in der U-Bahn ein Biohacker sitzt? Oder haben Sie gerade das Gefühl von Außerirdischen umgeben zu sein? Dann wollen wir Ihnen nun verraten, woran Sie einen Biohacker erkennen. Denn diese Menschen leben unter uns.

Drei Biohacker-Merkmale:

1. Biohacker kennen ihren eigenen Körper sehr genau: Wer sich als Biohacker mit dem Hacken des eigenen Körpers befasst, der kennt nicht nur seine Macken, sondern auch seine Stärken. Dabei zu berücksichtigen sind immer die eigenen Fähigkeiten. Biohacker greifen jeden Tag die klassischen Probleme an und bewältigen diese, indem sie ihren Körper als Waffe verwenden. Dabei geht es vor allem darum, Herr über den eigenen Körper zu werden. Dafür verwenden Biohacker Apps und andere Programme. Beispiel für eine derartige Beeinflussung sind Apps, die an das Trinken erinnern. Sie fördern das Trinken von Wasser, indem sie den Anwender daran erinnern. Dadurch wird dem Körper eine wichtige Nahrungs- und Energiequelle geliefert.

2. Die Suche nach individuellen Lösungen: Wer sich als Biohacker versteht, der wird immer nach individuellen Lösungen suchen und diese vermutlich auch finden. Das Wichtigste ist, sich immer anhand der eigenen Lösungen und Fähigkeiten zu orientieren. Die Grenzen der Optimierung sind nicht mehr vorhanden. Man sollte seinen Körper allerdings sehr genau kennen, um seine Symbiose und die damit verbundenen Fähigkeiten zu kennen. Wer diesen Punkt erreichen kann, der wird sich mit für ihn perfekten Lösungen optimieren können. Dabei ist es vollkommen egal, ob es sich um eine Lösung für Schlafprobleme handelt, für mehr Motivation oder zur Findung der mentalen Stärke. Wichtig ist, dass man seinen eigenen Weg finden kann.

3. Biohacker sind immer aktiv: Biohacker werden aktiv. Sie überlassen ihr Schicksal niemals jemand anderem. Das heißt auch, wer als Biohacker durch die Welt geht, muss sich seiner Fähigkeiten und seiner Motivation bewusst sein. Das Interesse nach einem perfekten Selbstbild wird sich immer anhand der eigenen Fähigkeiten entwickeln. Selbstverbesserung beginnt immer im Kopf. Ist dieser darauf eingestellt, kann man sich selbst die optimale Selbstoptimierung zutragen.

Wer diese Merkmale hat und beginnt, diese umzusetzen, der kann sich als Biohacker fühlen.

Biohacking vs. Sci-Fi: Ist das Ganze realistisch?

Ist Biohacking nun wirklich eine realistische Art, sich selbst zu optimieren? Eine Frage, die Sie sich sicherlich nach den ersten Abschnitten schon gestellt haben. Im Grund ist es das, denn beim Biohacking geht es natürlich um die eigene Erkenntnis, das heißt also auch, Sie lernen sich und Ihren Körper kennen.

Durch diese Erkenntnis haben Sie die Möglichkeit, die biologischen Abläufe und die Denkmuster Ihres Körpers zu verstehen. Sie werden also dadurch wesentlich schneller Ihren eigenen Code entschlüsseln können. Haben Sie diesen Aspekt verinnerlicht, kann es direkt weitergehen. Sie lernen dadurch den Weg zu einem eigenen Bewusstsein und können die Zielsetzung im Leben optimieren. Haben Sie das geschafft, kann es an die eigentliche Selbstverwirklichung und Optimierung gehen.

Sobald ein Mensch seine Schwächen und seine Nachteile kennenlernt, kann er einen Weg finden, diese zu beheben. Wir optimieren uns damit selbst. Biohacking ist also alles andere als ein Mythos oder eine Spinnerei. Mit Star Trek hat das Ganze nichts zu tun. Obwohl auch da die Optimierung des Menschens mit im Vordergrund steht. Durch die Optimierung Ihres Bewusstseins können Sie sich schneller zu Höchstleistungen anspornen und lernen außerdem den Weg zu einem besseren Selbstbild.

Biohacking kann Ihr Leben also in vielen Fällen positiv beeinflussen. Eine Standardformel kann man für diesen Prozess jedoch nicht vermitteln. Denn jeder Mensch ist ein Individuum. Sie müssen sich also vorrangig selbst kennenlernen.

Was bedeutete es nun, sich selbst zu optimieren?

Was bedeutet es, sich selbst zu optimieren? Eine gute Frage, denn die Optimierung ist in vielen Bereich zu finden. Um sich und seinen Geist zu optimieren, bedarf es Wissen. Um seinen Körper und damit seine Leistung zu optimieren, bedarf es wiederum Wissen. Wissen ist also die Macht, die uns antreiben sollte.

Man kann das Biohacking auf verschiedene Weise nutzen. Es dient nicht nur dazu, leistungsfähiger zu werden, sondern auch Gewohnheiten in den Tag zu integrieren und seine eigene Weltansicht zu verändern. Sie werden nun also lernen, sich mental und auch körperlich zu verändern.

Unsere Geheimtipp: Die mentale Stärke kann nur dann erfolgen, wenn wir einen gesunden Körper besitzen. Das heißt wiederum, Sie müssen sich mit den Gewohnheiten Ihres Körpers befassen.

Deswegen gehen wir in unserem Praxisteil nicht nur auf die mentale Verbesserung ein, sondern auch auf die körperliche. Wenn Sie sich selber optimieren wollen, dann beginnt diese Optimierung im Kopf. Sie müssen an dieser Stelle die Optimierung anstreben. Ist Ihnen das gelungen, kann die Optimierung über den Körper und den Geist erfolgen.

Vorteile von Biohacking

Die Vorteile bei Biohacking sind umfassend. Jeder von uns macht es in gewisser Weise auch schon. Der Kaffee am Morgen, um leistungsfähig zu werden, ist beispielsweise ein Thema von Biohacking. Oder auch das Yoga-Training nach einem stressigen Tag gehört mit dazu.

Die Vorteile von Biohacking lassen sich eigentlich nicht in Schubladen stecken. Man kann also keine allgemeinen Vorteile benennen, denn jeder Mensch ist anders in seiner Wahrnehmung und in seiner Psyche. Trotzdem möchten wir an dieser Stelle nun versuchen, das Thema zu benennen. Welche Vorteile lassen sich nun durch das Biohacking finden?

In erster Linie wird die Leistung eines jeden Menschen bestimmt und gefördert. Durch die mentale Ausrichtung kann man sein eigenes Verständnis besser annehmen und seine Wahrnehmung optimieren. Aber nicht nur die Leistung wird entsprechend gefördert. Sondern auch die allgemeine Gesundheit.

Denn durch das Biohacking beginnt man seinen Körper besser kennenzulernen und somit auch besser zu verstehen. Gesundheitlich hat das Prinzip noch andere Vorteile. Denn das Biohacking zeigt sich natürlich auch positiv in der Einbindung von Sport und damit auch in den Bereichen rund um das eigene Leben. Wer einmal beginnt, Biohacking zu erleben und zu genießen, der kann sich die vielen Vorteile sicherlich schnell selber ausmalen. Weitere Vorteile erreicht man auch mit dem Thema rund um das Bodyhacking. Was ist das genau? Dabei geht es darum, den eigenen Körper zu optimieren. Mit Muskelaufbau beispielsweise oder mit gesunder Ernährung. Somit hat jeder die Chance, Übergewicht und anderen Erkrankungen vorzubeugen. Durch die verschiedenen Methoden hat man die Möglichkeit, sich auch einer besonderen Regenration zu bedienen. Dabei geht es vor allem um die Regeneration des Organismus. Das heißt also, man kann mit Biohacking seinen Körper zur Selbstheilung anregen.

Beim Aufbau des eigenen Selbstbewusstseins kann Biohacking ebenfalls einige Vorteile mit sich bringen. Dazu gehört unter anderem auch die mentale Stärke. Wird diese entsprechend gefördert oder intensiviert, nehmen wir nicht nur mehr Leistungsbereitschaft auf, sondern auch ein besseres Selbstbewusstsein.

Die Vorteile:

1. Bessere Gesundheit
2. Bessere Körperbewegungen
3. Besserer Schlaf
4. Mehr Leistungsbereitschaft
5. Der Körper kann sich regenerieren.

Biohacking ist nicht nur mal eben ein Trend. Wenn Sie sich für dieses Feeling entscheiden, dann gehen Sie einen kontinuierlichen Weg. Das wiederum heißt, Biohacking wird sich in Ihr Leben integrieren. Es ist ein Lebensgefühl und nicht nur eine reine Einstellung. Sie sollten sich also sicher sein, dass Sie diesen Trend als Lebensgefühl nutzen wollen.

Nachteile von Biohacking

Wo es Vorteile gibt, muss es auch immer Nachteile geben. Denn diese sind natürlich nicht so einfach zu finden. Biohacking ist in erster Linie ein Lebensgefühl. Wie bei jedem anderen Gefühl auch oder jeder anderen Einstellung kann man Biohacking übertreiben. Das zeigt sich auch in den USA. Hier gibt es zahlreiche Hobby-Biologen, die natürlich etwas übertreiben. Sie machen das Biohacking nicht nur zu einer Möglichkeit, sich selber zu verbessern, sondern sie machen es zu einem Wahn.

Im Grunde gibt es beim Biohacking allerdings keine Nachteile. Deswegen können auch Sie das Biohacking einfach und problemlos umsetzen. Dabei wollen wir Ihnen verraten, wie man diese Möglichkeiten umsetzen kann.

Wo kann man Biohacking anwenden?

Wir haben nun schon eine ganze Reihe an Worten verloren. Nun wollen wir einen Aspekt aufrufen, der die Hintergründe des Biohackings genauer beschreibt. Dazu wollen wir Ihnen aufzeigen, wo man das Biohacking als Methode verwenden kann. Natürlich haben wir schon verschiedene Methoden beschrieben. Diese sind auch ganz individuell anzuwenden. Doch wo kann man Biohacking eigentlich verwenden? Eine Frage, die Ihnen sicherlich auf der Seele brennt. Wenn Sie sich gerne dem Hacken des eigenen Körpers und Organismus bedienen wollen, dann können Sie diese Methoden in fast allen Lebensbereichen anwenden.

Biohacking ist also nicht nur im Sport und in der gesunden Ernährung zu schaffen. Sondern auch in vielen anderen Bereichen.

Hinweis: Wenn es um das Biohacking geht, dann sollen Sie beginnen, sich Ihrer Disziplin zu bedienen. Denn das Biohacking hat lediglich etwas mit der Gewohnheitsintegration zu tun.

Wir wollen Ihnen nachfolgend nun einige Informationen vermitteln, die Ihnen aufzeigen, wo Sie das Biohacking nutzen können.

Biohacking im Sport und der Leistungsbereitschaft

Biohacking wird von sehr vielen Anwendern im Sport und in der Leistungsbereitschaft genutzt. Dabei sollen die sportlichen Leistungen maximiert werden. Keine ganz einfache Aufgabe, wenn man sich die vielen sportlichen Aspekte dazu anschaut.

Haben auch Sie vor, sich im Sport zu optimieren? Dadurch können Sie nicht nur eine bessere Gesundheit ermöglichen, sondern auch die optische Verbesserung in Ihrem Körper anstreben. Um in diesem Aspekt Erfolge zu haben, sollten Sie beginnen, Ihre Problemzonen zu analysieren. Denn Biohacking beginnt immer mit der Erkenntnis des Problems.

Wo liegt Ihr Problem? Scheiben Sie es am besten auf. Nun überlegen Sie, was Sie gegen dieses Problem tun können. Haben Sie beispielsweise Übergewicht, dann wäre die logische Schlussfolgerung eine Diät. Nun würden Biohacker nicht einfach zu einer Diät greifen. Sondern sich mit Wissen rund um den Stoffwechsel befassen.

Was sagt Ihnen Ihr Stoffwechsel zum Beispiel? Wenn Sie diesen Weg gefunden haben, können Sie beginnen, Ernährungsumstellungen mit Hilfe von Fastenzeiten oder anderen Methoden in Ihrem Leben zu integrieren.

Biohacking beim Sport bedeutet auch, sich dem Thema Muskelaufbau und Körper zu stellen. Welche Schwachpunkte hat der Mensch und wie kann man diese durch Spot optimieren? Mehr Leistungsbereitschaft wird vor allem durch Sport und Disziplin erreicht. Das wiederum kann nur dann erfolgen, wenn man den Körper und seine Leistungen kennt.

Biohacking in der Gesundheit und Ernährung

Gesundheit und Ernährung sind ebenfalls zwei Aspekte, die man direkt mit dem Biohacking verbessern kann. Wer die Selbstoptimierung anstrebt, wird sehr schnell bemerken, dass er dafür die Gesundheit benötigen wird. Denn nur dann kann man den Weg zur optimalen Selbstverwirklichung finden. Wer Biohacking in der Gesundheit anstrebt, sollte beginnen, seinen Körper und sein Immunsystem kennenzulernen. Es ist natürlich nicht immer ganz einfach, auf seinen eigenen Körper zu hören. Verpflichtungen im Alltag verhindern das konkrete Fördern der Gesundheit sehr oft. Dabei kann eine fehlende Gesundheit die Leistungsbereitschaft sehr schnell senken.

Wer Biohacking in der Gesundheit ansetzen möchte, der muss sich mit den Empfindungen in seinem Organismus befassen. Was hat der Mensch an eigenen Abwehrkräften? Was kann er sich gesundheitlich zutrauen und was nicht? Diese Fragen sollten auch Sie sich stellen. Nun kommt es zur Umsetzung. Dabei geht es darum, gesundheitsfördernde Aspekte in den Alltag zu integrieren. Was heißt das nun genau? Beginnen Sie damit, sich gesund und ausgewogen zu ernähren. Schaffen Sie eine Ernährungsgewohnheit und versuchen Sie, sich effizient auf die gesunden Aspekte im Leben zu konzentrieren. Als Beispiel: Sie sollten auf Zucker und Weizen verzichten. Diese Gewohnheit kann zum Optimieren des Gewichtes führen und natürlich auch zur Verbesserung der Gesundheit.

In der Gesundheit kann das Biohacking noch auf eine andere Weise verwendet werden. Die Medizin nutzt diesen Aspekt sehr oft. Der Mensch ist in der glücklichen Lage, sich mit Implantaten in vielen Bereich des Lebens helfen zu können. Auch das hat etwas mit Biohacking zu tun. Denn durch diesen Aspekt optimieren wir unseren Körper.

Biohacking hat im Bereich der Gesundheit eine enorme Reichweite. Nicht nur die gesunde Ernährung fällt darunter sondern auch der Schlaf oder die Fitness.

Mentale Stärke durch Biohacking

Bevor wir genauer erklären, wie man Biohacking im Bereich mentale Stärke verwenden kann, wollen wir zuerst herausfinden was mentale Stärke bedeutet. Worum geht es bei der mentalen Stärke? Mit diesem Begriff meint man die mentale Leistungsfähigkeit. Sie beschreibt im Grunde die Leistungsfähigkeit des Gehirns. Das heißt, Sie schaffen es, bestimmte Leistungen mit einer enormen Stärke zu erreichen und durchzuführen. Beim Biohacking stehen die Konzentration und die Leistungsfähigkeit im Vordergrund.

Um diese Leistungsfähigkeit im Alltag zu gewährleisten, verwendet der Biohacker verschiedene Methoden. Eine davon ist, dem Gehirn Energie zuzuführen. Das geht am einfachsten durch die passende Ernährung. Die richtige Ernährung wird bei den Biohackern immer mit der mentalen Stärke verbunden. Besonders beliebt ist das Intervallfasten oder auch die

Ketogene Ernährung. Beide Formen der Ernährung versorgen den Körper mit ausreichend Energie.

Durch die geringere Kalorienaufnahme hat der Körper die Gelegenheit, nicht nur seinen Stoffwechsel zu verändern, sondern auch die Konzentrationsleistung zu erhöhen. Man kann also seine mentale Stärke durch diese Biohacking-Methoden positiv verändern.

Biohacking und das Wissen

Biohacking kann in vielen Bereichen stattfinden. Auch wenn es darum geht, sich Wissen anzueignen. Wissen ist Macht, das ist ein Faktum. Wer Wissen hat, kann nicht nur selbstbewusster auftreten, sondern tut sich und seinem Gehirn etwas Gutes. Deswegen sollte man versuchen, das Wissen entsprechend auszubauen.

Um sich Wissen anzueignen, kann man laut Biohacking wiederum verschiedene Fakten nutzen. Wer regelmäßig liest und sich mit den wichtigsten Aspekten des Lebens befasst, der kann seinen Wissensstand erweitern. Auch das ist wiederum eine Art, sich selbst zu optimieren und somit auch seine Sichtweise auf die Welt zu verändern. Wissen kann aber auch auf andere Weisen erlangt werden. Denn Biohacking hat natürlich nicht nur etwas mit dem Lernen aus Büchern zu tun. Wer seine Umgebung offenkundig wahrnimmt, kann nicht nur sich selbst besser kennenlernen, sondern auch optimieren.

Fakt ist

Biohacking verbessert die Gewohnheiten in Ihrem Leben. Durch das Biohacking können Sie beginnen, Sport, gesunde Ernährung und andere Gewohnheiten in Ihrem Leben zu integrieren. Was hat das wiederum für Vorteile? Durch das Biohacking werden Sie Ihren Körper gesünder ernähren und führen. Das wiederum hat Auswirkungen auf den Alltag und Ihr Leben. Biohacking hat immer etwas mit der eigenen Optimierung zu tun. Das wiederum bedeutet, Sie werden ein besseres und gesünderes Leben führen.

Die bekanntesten Biohacking-Methoden (1000)

Wir haben nun schon sehr viele Worte über das Biohacking verloren. Dabei sind wir auch auf die Vorteile und die Nachteile eingegangen. Bevor wir nun aber zu der eigentlichen Umsetzung kommen, wollen wir das Thema der Methoden noch ansprechen. Welche Biohacking-Methoden lassen sich finden? Wer dem Biohacking verfallen ist, der sieht in vielen Methoden eine Optimierung des Geistes, der Seele und des Körpers. Wichtig ist, dass man das eigene Wachstum immer mit berücksichtigt. Das heißt auch, man muss an sich und seinen Herausforderungen wachsen, seine eigenen Komfortzonen sprengen und beginnen, sich zu entwickeln. Denn nur mit der eigenen Entwicklung kann man auch mit der Optimierung durchstarten. Die meisten Methoden, die wir nun an dieser Stelle vorstellen werden, kennen Sie vielleicht auch schon. Das zeigt aber wieder, dass man mit dem Biohacking im Inneren schon verbunden ist.

Fasten und andere Ernährungsformen

Ernährung und Gesundheit sind beim Biohacking zwei besondere Aspekte. Sie beschreiben nicht nur die Optimierung des Körpergewichtes, sondern auch die Optimierung der Gehirnleistung. Ernähren wir uns optimal, können wir unserem Körper die nötige Energie für verbesserte Hirnleistungen vermitteln. Dabei haben sich in der Biohacking-Szene zwei Ernährungsformen besonders etabliert.

Die Rede ist vom Fasten und der Ketogenen Ernährung. Das Intervallfasten beschreibt eine Ernährungsform, bei der unser Körper in eine Urzeitphase befördert wird. Das heißt, der Körper beginnt sich nur dann dem Essen zu bedienen, wenn er es braucht. Die bekannteste Fastenmethode ist 16:8. Dabei wird man angehalten, 16 Stunden zu fasten und nur 8 Stunden zu essen. Natürlich sollte eine gesunde und ausgewogene Ernährung dabei eine Rolle spielen. Die

Ketogene Ernährung sieht etwas anderes vor. Sie beschreibt den Verzicht auf Weizen und Zucker, wobei zahlreiche Eiweißprodukte und Fette dem Körper zugeführt werden. Das wiederum hat den Effekt, dass man den Stoffwechsel im Körper umstellt. Der eigene Körper beginnt, den Energiequotienten aus Fetten und Eiweißen zu ziehen und nicht mehr aus Weizen und Zucker. Dadurch wird der Stoffwechsel umgestellt und wir werden leistungsfähiger.

Es gibt viele Ernährungsformen, die sich in diesem Zusammenhang anführen lassen. Auch die Low-Carb-Ernährung führt zur Stoffwechselumstellung. Bei einer gesunden Ernährung, die nicht nur die Immunabwehr stärkt, sondern auch den Zellaufbau und die Zellerneuerung, sollte man beim Aspekt Biohacking vor allem auf rohe Lebensmittel achten. Finger weg vom Fastfood und den ungesunden Nahrungsmitteln. Denn diese rauben dem Körper Energie und sorgen für Übergewicht, was ebenfalls ein Ungleichgewicht hervorruft.

Beginnt man mit Biohacking, die Ernährungsgewohnheiten zu ändern, kann man seinen Körper und seine Denkweise optimieren.

Sport und Fitness

Sport, Fitness und frische Luft sind drei Methoden, die jeder Biohacker in seinen Alltag integriert. Beginnen kann man natürlich ganz einfach. Denn das Biohacking erfordert keine 100 % Umstellung. Wichtig ist, mit kleinen Schritten zum Erfolg zu kommen. Deswegen sollte man beginnen, in seinen Alltag das Biohacking zu integrieren. Was heißt das nun genau? Der Biohacker von heute sucht sich eine Sportart heraus und versucht, diese mit der eigenen Gewohnheit zu verbinden. Durch den Sport machen wir den Körper nicht nur leistungsfähiger, sondern auch gesünder. Außerdem formt der Sport den Körper und wir formen damit das Selbstbewusstsein.

Wir haben ganz kurz die frische Luft erwähnt, die ebenfalls als Biohacking-Methode zum Einsatz kommt. Was hat es damit auf sich? In unserer Umgebung, vor allem in Innenräumen, sind wir ständig

Staub, Verunreinigungen und den Giftstoffen aus unseren Möbeln ausgesetzt. Gehen wir hingegen nach draußen, ist die Luft viel angenehmer und sauberer. Das unterstützt die Immunabwehr und wird dazu beitragen, sich gesünder und besser zu fühlen. Außerdem verspüren wir eine Art Freiheit an der Luft, die wir ebenfalls als sehr beruhigend ansehen.

Es können also auch Sport und Fitness zur Optimierung unseres eigenen Körpers beitragen und das nicht nur im optischen Sinne.

Meditation

Meditation ist ebenfalls eine wichtige Strategie, wenn es um das Biohacking geht. Die Meditation hilft nicht nur dabei, den eigenen Stress abzubauen, sondern auch anderweitig mit den Themen Selbstvertrauen und Selbstbewusstsein. Durch die Mediation gehen wir in uns selbst und beginnen uns selber zu erforschen. Der Körper wird dadurch von innen heraus auf eine ganz besondere Weise beruhigt. Man spürt als Anwender, wie sich Muskeln entspannen und Lasten von einem abfallen. Biohacker benutzten die Meditation, um sich selber ins Gleichgewicht zu bringen. Man schöpft mit den Übungen sein vorhandenes Potenzial aus und sorgt somit für mehr innere Kraft und damit auch für mehr mentale Stärke.

Nehmen Sie sich jeden Tag 5 oder 10 Minuten zum Meditieren und gewinnen Sie dadurch mehr Stärke.

Dankbarkeit

Dankbarkeit ist ebenfalls ein Aspekt, den sehr viele Biohacker in den Alltag integrieren. Dabei ist es wichtig, sich mit dem eigenen Bewusstsein zu befassen. Was kann man mit dem eigenen Willen und der eigenen mentalen Stärke erreichen? Das wissen viele nicht, denn sie sehen immer nur die Herausforderung und nicht die Dankbarkeit. Sehr viele Menschen schimpfen über einen stressigen Alltag, sehen aber die Vorteile für sich selbst nicht. Dabei sind diese besonders umfangreich. Wir alle haben auch nach einem schweren Abschnitt im Leben etwas, wofür man dankbar sein kann. Biohacker nutzen diese Gedankenmethode, um selbst als Optimisten durch das Leben zu gehen. Denn eins sollte der Mensch sehr schnell lernen. Er tut, was er denkt. Denken Sie negativ, wird sich auch Ihr Handeln in eine negative Richtung verlaufen. Denken Sie aber positiv, dann handeln Sie entsprechend.

Deswegen sollten Sie sich angewöhnen, eine positive Denkweise in das eigene Leben zu integrieren. Denken Sie immer an die Vorteile, die Sie auch aus einer schlechten Lebensweise haben.

Tipp: Schreiben Sie jeden Tag auf, wofür Sie dankbar sind. Dabei muss es nicht um materielle Dinge gehen, sondern auch emotionale Aspekte spielen eine Rolle.

Visualisierung und Fokussierung

Wenn es um das Biohacking geht, dann sollte man seine Wünsche und Vorstellungen schon sehr genau definieren. Deswegen wäre es wichtig, sich genauer mit dem Thema Visualisierung zu befassen. Worum geht es in diesem Moment? Bei der Visualisierung geht es in erster Linie um die Umsetzung der eigenen Vorstellung. Schafft man es, diese bildlich darzustellen, dann kann man seine Ziele besser fokussieren und beginnen, seinen Weg zu verfolgen. Diese Methode wird nicht nur beim Biohacking angewendet, sondern auch in vielen anderen Bereichen. Durch Fokussierung schafft man es, seine eigenen Wünsche und Träume zu realisieren und umzusetzen.

Zusammenfassung

Bespricht man die verschiedenen Methoden zum Biohacking, kann man feststellen, dass sehr viele Nutzer diese Ansätze schon verfolgen. Das heißt, jeder versucht, eine gesunde und ausgewogene Ernährung umzusetzen. Auch Sport ist bei vielen Nutzern bereits ein Aspekt, der sehr schnell in den Tagesablauf integriert wird. Biohacking versucht also jeder in irgendeiner Art anzuwenden.

Hilfsmittel beim Biohacking: Welche Methoden sind bekannt?

Wenn es um das Biohacking geht, haben wir bereits erwähnt, dass sehr viele Verbraucher beginnen, sich Hilfsmittel anzuschaffen. Diese unterstützen den Nutzer nicht nur, sondern halten auch die Motivation im Gleichgewicht. Nun wollen wir nicht zu stark auf diese Methoden eingehen, sondern viel mehr ein paar Tipps und Tricks vermitteln. Wo kann man die Hilfsmittel finden und wie setzt man sie ein?

In der Ernährung und im Sport werden Biohacking-Apps verwendet. Diese heißen natürlich nicht so, aber sie dienen der Förderung. Beispiele lassen sich in der Ernährung finden. Sehr viele Nutzer verwenden sogenannte Kalorienzähler oder auch Ernährungsbücher. Diese helfen, den täglichen Konsum von Nahrungsmitteln zu überwachen und nicht ausarten zu lassen. Ebenfalls Apps, die dabei helfen können, sind die Apps, die beim Konsum von Wasser und anderen Getränken helfen. Sie erinnern den Anwender daran, zu trinken, und sorgen somit ebenfalls für eine verbesserte Ernährung- und Lebensweise.

Auch Sport-Apps können beim Biohacking helfen. Wer sich zu Hause sportlich betätigen will, kann mit den Apps Übungen durchlaufen oder sogar ganze Programme. Aber damit nicht genug. Denn beim Biohacking geht es auch um die Steigerung der Leistung . Auch hier lassen sich Mediations-Apps finden.

Das soll nun keine Verkaufsanleitung werden, sondern lediglich dabei helfen, das Biohacking in das Leben zu integrieren. Das geht am einfachsten mit den entsprechenden Apps und Ausführungen.

Hinweis: Vom digitalen Leben sollte man ab und an auch eine Auszeit nehmen. Dabei spielen vor allem die sozialen Medien eine Rolle. Wer sich weiterentwickeln will, der sollte sich also ab und an den digitalen Medien entziehen.

Was hat Biohacking mit Dopamin zu tun?

Wir wollen an dieser Stelle nun noch einen besonderen Zusammenhang beschreiben. Dabei geht es um den Zusammenhang zwischen dem Biohacking und dem Hormon Dopamin.

Die meisten werden Dopamin als das sogenannte Glückshormon kennen. Doch bevor wir auf die eigentliche Anwendung von Dopamin zu sprechen kommen, wollen wir ganz kurz aufklären, was unser Gehirn eigentlich so alles den ganzen Tag macht. In unserem Gehirn gibt es Hormone, welche das Leben in großem Maße beeinflussen. Diese Hormone beeinflussen nicht nur die Denkweise, sondern sie steuern Gewohnheiten, Entscheidungen und Instinkte. Dabei sind vor allem Gefühle und Emotionen im Vordergrund. Auch das Hormon Dopamin gehört mit dazu. Es ist das bekannteste und wird auch als Glückshormon beschrieben. Natürlich weiß jeder selbst, was ihn glücklich macht und was ihn antreibt und motiviert. Doch was genau passiert da eigentlich im Gehirn? Wir möchten nun nachfolgend auf das Glückshormon eingehen. Das hat einen ganz besonderen Grund. Denn durch Biohacking lässt sich das Glückshormon Dopamin steigern.

Wie funktioniert Dopamin?

Wenn es um das Biohacking geht, dann haben wir bereits mehrfach beschrieben, dass Sport und gute Ernährung mit dazu gehören. Auch die eigentlichen Lebenseinstellungen sind natürlich ein wichtiger Teil. Nun möchten wir auf das Glückshormon zu sprechen kommen, welches vor allem bei Sport und regelmäßigen Erfolgen ausgeschüttet wird. Dopamin wird in großen Mengen im menschlichen Gehirn ausgeschüttet. Es steuert Gefühle wie beispielsweise die Belohnung, die Freude oder eben das Glück. Diese Hormone und Empfindungen steuern unsere Motivation.

Doch wie Dopamin genau funktioniert, das wollen wir Ihnen natürlich nicht vorenthalten. Dopamin ist grundlegend ein Neurotransmitter. Dieser beinhaltet bestimmte Informationen zwischen den Synapsen im Gehirn. Wird Dopamin ausgeschüttet, dann strömt es über den synaptischen Spalt an die verschiedenen

Rezeptoren und Empfangssynapsen. Dadurch empfindet unser Körper Glück oder Befriedigung. Die allgemeine Wirkung von Dopamin hängt immer von verschiedenen Faktoren ab. Dazu gehört natürlich der Ursprung bzw. der Ort der Ausschüttung dieses Hormons. Durch diesen gerade eben beschriebenen Mechanismus beeinflusst Dopamin die Motivation, das Gedächtnis, die Stimmung, die Gefühlswelt und die Konzentrationsfähigkeit. Bei jeder größeren Ausschüttung von Dopamin verspürt der Körper Gefühle wie Freude und Glück. Das führt wiederum dazu, dass wir auf bestimmte Dinge mit einem bestimmten Gefühl reagieren. Dieses Gefühl sorgt dafür, dass wir eine Gewohnheit aufbauen, denn unser Gehirn möchte weiterhin Dopamin verspüren. Dopamin hat auch noch andere Wirkungen im Gehirn und im Körper. So wird es als Konzentrationsbooster verwendet. Ein gut ausgeglichener Dopaminspiegel erlaubt es, über längeren Zeitraum konzentriert und fokussiert zu arbeiten. Das heißt also mit Biohacking kann man diesen Konzentrationsspiegel beeinflussen. Dopamin hat also auch die Möglichkeit, unsere Leistung effektiv zu verbessern.

Wie kann man den Dopaminspiegel erhöhen?

Wir haben bereits Worte wie Motivationsförderung und Konzentrationsförderung in den Mund genommen. Das alles wird durch den Dopaminspiegel gewährleistet. Doch wie kann man nun diesen Dopaminspiegel ansteigen lassen? In erster Linie kann dazu Biohacking genutzt werden. Denn durch die regelmäßigen Gewohnheiten des Biohackings wird unser Körper dazu angeregt, Dopamin auszuschütten. Folgende Tätigkeiten können dazu führen, dass der Dopaminspiegel im Körper ansteigt.

1. Bewegung: Durch die physische Anstrengung wird der Dopamin-D2-Rezeptor angeregt. Zu finden ist der im Gehirn. Bewegt sich der Körper, wird er aktiviert und Glückshormone werden ausgeschüttet. Aus diesem Grund fühlt man sich nach dem Sport besser.

2. Ernährung: Mit der richtigen Ernährung kann man ebenfalls eine Erhöhung des Dopaminspiegels gewährleisten. Nutzt man also die Tatsache, dass Biohacking eine gute Ernährung bevorzugt, kann man damit seinen Dopaminspiegel erhöhen.

3. Meditation: Menschen, die regelmäßig meditieren, haben die Möglichkeit, Stress zu umgehen. Auch das kann den Dopaminspiegel enorm ansteigen lassen. Selbstverständlich kann auch hier die Methode des Biohackings genutzt werden.

Es gibt noch weitere Möglichkeiten, den Dopaminspiegel anzuheben. So ist beispielsweise positive Motivation oder auch Entgiftung des eigenen Körpers eine Möglichkeit. Wer die Entgiftung anstrebt, kann auch hier die Biohacking-Methoden durch die Ernährung gewährleisten.

Umsetzung, Übungen und wie Sie Biohacking und die Selbstoptimierung in den Alltag integrieren

Wer sich dem Biohacking zuwenden möchte, der sollte nun den Schritt in diese Richtung unternehmen. Denn Biohacking kann Ihr Leben verbessern. Das heißt nicht, dass Sie Ihr ganzes Leben auf den Kopf stellen müssen. Beim Biohacking geht es darum, mit Spaß und der nötigen Leidenschaft an sich selbst und seinen Vorsätzen zu arbeiten. Dadurch wird man zu einer besseren Version.

Vergessen Sie niemals: Sobald Sie versuchen, sich in irgendeiner Art zu verbessern, sind Sie ein Biohacker.

Haben Sie heute Morgen meditiert? Dann sind Sie ein Biohacker. Achten Sie auf Ihre Ernährung? Dann sind Sie ein Biohacker. Wichtig ist, eine Veränderung in kleineren Schritten zuzulassen. Um als Biohacker den Alltag zu bestreiten, müssen Sie in erster Linie erkennen, wo die Optimierung stattfinden soll. Wir begleiten Sie nun auf dem Weg zu Ihrer Selbstoptimierung.

Wo will ich mich verändern?

Bevor Sie mit dem Biohacking beginnen können, müssen Sie wissen, wo Sie sich verändern wollen. Dazu haben wir eine kleine Übung für Sie. Nehmen Sie sich etwas Zeit. Suchen Sie sich einen ruhigen Ort. Von dort aus können Sie nun überlegen, was Sie in Ihrem Leben stört. Ist es das Gewicht? Sind Sie sehr oft krank und möchten das ändern? Wollen Sie sich intensiver einer Aufgabe widmen? Wollen Sie glücklicher werden? Diese und weitere Möglichkeiten gibt es, Ihr Leben zu definieren. Was wollen Sie?

Am besten nehmen Sie sich dazu einen Zettel oder fertigen Sie ein Tagebuch an. Dieses können Sie auf Ihrem Weg führen. Definieren Sie nun genau, wo Ihr Ziel liegt. Schreiben Sie genau auf, was Sie wollen. Schreiben Sie es auf und visualisieren Sie damit Ihren Wunsch.

Wenn Sie mehrere Dinge in den Vordergrund stellen wollen, dann haben Sie auch dazu die Möglichkeit. Denken Sie aber immer daran, man kann sich nicht neu erfinden. Sie werden der Mensch bleiben, der Sie sind, aber in einer besseren Form.

Der erste Schritt in die Veränderung ist, dass man sich bewusst über diese Veränderung wird. Festigen Sie nun Ihre Gedanken, in dem Sie aussprechen, was Sie wollen. Verwenden Sie dazu diesen Satz: Ich will …
Dadurch wird für Sie der Wunsch real und Sie beginnen darauf hin zu arbeiten. Mit diesem Schritt haben Sie bereit den Startschuss zum Biohacking gewährleistet.

Das 1 x 1 des Code-Umschreibens

Sie wollen wissen, wie Sie Ihren Code umschreiben können? Dann bedienen Sie sich diesen Informationen. Möchten Sie nun gerne wissen, wie man den eigenen Code des Organismus umschreibt?

Dann sollten Sie wissen, dass Gewohnheiten eine wichtige Rolle spielen. Natürlich ist das Umschreiben des eigenen Bio-Codes nicht einfach. Denn Gewohnheiten müssen dazu etabliert werden. Um das Biohacking selber anwenden zu können, ist es wichtig, sich die Gewohnheiten zu etablieren. Das wiederum bedeutet, man muss wissen, wie man Gewohnheiten etabliert.

Deswegen wollen wir in diesem Abschnitt ganz kurz darauf eingehen. Natürlich ist das Ganze immer einfacher gesagt als getan. Doch wie etabliert man seine eigenen Gewohnheiten, um seinen persönlichen

Code umzuschreiben? Es ist nicht ganz einfach. Es kommt immer darauf an, welche Gewohnheiten man selbst etablieren möchte. Geht es um Sport, dann gehen Wissenschaftler davon aus, dass man rund ein halbes Jahr benötigt, um Sport in seinem Leben vollständig zu etablieren. Hat man es geschafft, es als Gewohnheit in seinen Alltag zu integrieren, fällt es ganz leicht, Sport oder sportliche Betätigung durchzuführen.

Bei den Essgewohnheiten ist es etwas anders. Denn hier gehen Wissenschaftler davon aus, dass es mindestens drei Jahre dauert, bis man sein neues Verhalten so stark etabliert hat, dass es zur Gewohnheit wird.

Möchte man das Ganze nun mit Biohacking versuchen, dann sollte man sich vor Augen führen, dass es etwas länger dauert, die Gewohnheiten in seinem Leben zu integrieren. Aus diesem Grund ist es wichtig, sich eine Motivation zu schaffen. Motivation kommt von alleine, wenn die ersten Erfolge entstehen. Bis dahin ist es ratsam, sich einen Tagesablauf zu gestalten, indem die Biohacking-Methoden mit inbegriffen sind. Führt man diesen Tagesplan diszipliniert durch, kann man ganz schnell seine eigenen Gewohnheiten umsetzen. Damit beginnt man auch, seinen eigenen Code umzuschreiben.

Ich verlasse meine Komfortzone

Möchte man das Biohacking erfolgreich etablieren, dann muss man seine Komfortzone verlassen. Natürlich wollen Menschen am liebsten immer diese Zone beibehalten, welche sie kennen. Das wird auch Ihnen sicherlich nicht anders gehen.

Wenn auch Sie die Biohacking-Methode anwenden wollen, dann sollten Sie lernen, Ihre eigene Komfortzone zu verlassen. Das wiederum heißt, Sie müssen sich zu etwas überwinden. Diese Überwindungen sind insoweit zu nutzen, damit Sie mit den Erfahrungen weiter in der Biohacking-Methode etabliert sein können.

Doch wie überwindet man seine Komfortzone? Wenn Sie beispielsweise keinen Sport mögen oder sich nicht vorstellen können, im Winter in einem See baden zu gehen, dann sollten Sie genau diese Dinge tun. Beginnen Sie nun also, Ihre Komfortzone zu verlassen. Das heißt, Sie machen genau das, was Sie immer gescheut haben.

Natürlich bedarf das Überwindung. Aber Sie sollten diesen Mut haben, um sich weiterentwickeln zu können. Haben Sie diese Aufgabe geschafft, werden Sie nicht nur Stolz empfinden, sondern an der Überwindung wachsen, was wiederum mehr mentale Stärke bedeutet.

Ihre Aufgabe sollte es also sein, Ihre Komfortzone zu verlassen. Suchen Sie sich einen Punkt, den Sie schon immer vermieden haben, und beginnen Sie genau an dieser Stelle. Biohacking lässt sich natürlich nicht nur mit dem eigenen Aspekt im Leben integrieren. Denn es spielen sehr viele Faktoren eine Rolle.

Wir wollen nun langsam an den Punkt kommen, der Ihnen aufzeigt, wie man als Biohacker beginnt. Welches sind die ersten Schritte, die man machen sollte?

Der START: Ich werde zum Biohacker

Wir haben zu Beginn des Buches bereits beschrieben, wie man als Biohacker seinen Alltag sieht und beschreitet.

Als Biohacker beginnt man, sein Leben und seinen Alltag anders zu sehen. Dazu gehören verschiedene Faktoren, um den Körper zu optimieren. Die Selbstoptimierung beginnt immer damit, die eigenen Fehler und Mängel zu erkennen.

1. Übung 1: Beginnen Sie, Ihre Fehler zu erkennen. Fangen Sie an, sich selbst mit dem Thema Fehler oder Mängel zu befassen. Notieren Sie sich ganz genau, was Sie stört.

2. Übung 2: Beginnen Sie, das Warum aufzuschreiben. Warum wollen Sie genau das?

Wenn Sie das getan haben, dann sollten Sie sich mit dem Thema Biohacking befassen. Beginnen Sie, zu verstehen, dass Biohacking etwas mit dem eigenen Bewusstsein zu tun hat.

Nun kommt Übung Nummer 3: Sie beginnen die Ernährung, die Bewegung und die Meditation in Ihren Alltag einzubinden. Die ersten Schritte als Biohacker wollen wir Ihnen natürlich mit auf den Weg geben.

Hinweis: Sollten Sie Ihr Wunschgewicht schon erreicht haben, dann sollten Sie trotzdem den Punkt Ernährung nutzen. Denn durch die Ernährung können Sie Ihrem Körper mehr Energie und Leistung abfordern.

Schritt für Schritt zum Biohacker:

1. Gehen Sie in Ihre Küche: Beginnen Sie dort, alle Schränke aufzumachen und schmeißen Sie Lebensmittel weg. Dabei sollten Sie genau darauf achten, was Sie wegschmeißen. Es ist also wichtig, nicht einfach wahllos alles wegzuhauen, sondern genauer darauf zu achten, was es ist. Weizen, Zucker und allgemeine ungesunde Nahrungsmittel sollten in der Tonne landen.

2. Trinken Sie mehr Wasser: Wasser ist ein wichtiger Bestandteil, wenn es um die Gesundheit geht. Deswegen sollten Sie versuchen, immer ausreichend Wasser zu sich zu nehmen. Sorgen Sie also für eine kontinuierliche Aufnahme. Dabei kann eine Wasser-App helfen.

3. Verdunklung des Schlafzimmers: **Um das Biohacking bestens durchzuführen, sollten Sie darauf achten, das Schlafzimmer immer als solches auch zu verwenden. Am besten kann ein Mensch schlafen, wenn er das Schlafzimmer vollständig verdunkelt. Also holen Sie sich am besten die passenden Rollos. Das verbessert die Schlafqualität und erhöht die Zufriedenheit. Sollten Sie noch andere Dinge beim Schlafen stören, dann versuchen Sie, auch diese zu vermindern.**

4. Sport: Sport ist Mord, sagte man in der Schule laufend. Doch eigentlich ist es genau der Teil beim Biohacking, der Ihnen den größten Erfolg verspricht. Deswegen sollten Sie versuchen, den Sport in Ihren Alltag zu integrieren. Versuchen Sie eine Sportart zu finden, die wirklich Freude macht. Haben Sie das gemacht, wird Ihnen der Gang in das Fitnessstudio nicht mehr schaden.

5. Sonne genießen: Frische Luft und auch Sonne sind gute Bestandteile, um das Biohacking zu erlernen. Der Körper ist auf die frische Luft und das Vitamin D aus der Sonne angewiesen. Deswegen ist es empfehlenswert, jeden Tag mindestens 20 Minuten in der Sonne zu gehen.

6. Optimieren Sie Ihr Gehirn: **Optimieren Sie Ihr Gehirn.** Dabei können Sie Musik nutzen. Denn sobald wir gute Musik hören, stellen wir uns auf diese ein. Gute Gefühle sorgen auch für sehr gute Gedanken.

Wenn Sie diese Methoden in Ihren Alltag integrieren, dann werden Sie auch dem Biohacking immer näher kommen.

Fakt ist: Beim Biohacking geht es nicht nur um die reine Arbeit am Körper, sondern eben auch um die Arbeit am Geiste. Sie sollten also lernen, sich kennenzulernen, bevor Sie das Biohacking anstreben.

Doch wie lernt man sich kennen?

Indem man sich mit dem menschlichen Körper befasst.

Was tut dem Körper gut und was tut ihm nicht gut?

Diese Fragen sollten Sie sich immer wieder stellen.

Tipps und Tricks, sich dem Biohacking im Alltag zu bedienen

Wir möchten nun an dieser Stelle dazu kommen, wie Sie das Biohacking in den Alltag integrieren können. Dabei beginnen wir mit dem elementaren Grundgedanken eines jeden Menschen. Dieser beschreibt sich durch Schlaf. Der Schlaf ist für den Menschen unerlässlich. Er sorgt für Regenration im Körper und schafft neue Energie. Aber nicht nur der Schlaf ist wichtig. Sondern auch die Bewegung und damit die anderen Aspekte des Lebens. Damit Sie das Biohacking in den Alltag einbauen können, wollen wir Ihnen abschließend noch einige Tipps mit auf den Weg geben.

1. Der Schlaf: Der Schlaf ist wichtig. Deswegen sollten Sie als Nutzer sich immer angewöhnen, keine negativen Umfelder im Schlafzimmer zu schaffen. Wer nicht ausreichend Schaf bekommt, wird seine geistige Leistungsfähigkeit nicht verbessern können. Aus diesem Grund sind die Schlafgewohnheiten besonders wichtig.

2. Stress abbauen: Stress ist ein Faktor, der immer wieder Energie raubt. Deswegen sollte man versuchen, diesen Stress abzubauen. Nehmen Sie dazu die Meditation zur Hand. Nutzen Sie die Ruhe, um sich selbst mit dem Meditieren vom Stress zu befreien. Sie sollten in diesem Zusammenhang aber auch lernen, den Faktor Stress zu identifizieren.

3. Ernährung: Die Ernährung ist wieder ein Thema, wenn es um das Biohacking geht. Sie sorgt nicht nur für ein besseres Gefühl, sondern bringt dem Körper neue Energien. Aus diesem Grund kann man gezielt nach den passenden Nahrungsgewohnheiten suchen. Besonders zu empfehlen sind die Intervallfasten-Methode und natürlich auch die Ketogene Ernährung. Gesund bedeutet aber auch, Gemüse mit in den Alltag zu integrieren. Sie sollten also beginnen, nur noch Lebensmittel mit einem gesunden Hintergrund zu kaufen.

4. Sport: Dieser Aspekt lässt sich einfach in den Alltag einbringen. Lassen Sie das Auto stehen und nutzen Sie das Fahrrad für den Weg zur Arbeit oder lassen Sie den Fahrstuhl aus und gehen Sie die Treppe hoch.

Übung : Nutzen Sie das Journaling

Wir möchten Ihnen noch eine weitere Übung vorstellen. Dazu benötigen Sie ein Buch oder einen Block. Beginnen Sie damit, Ihre Wünsche und Vorstellungen aufzuschreiben. Nun sollten Sie versuchen, das Biohacking in Ihr Leben zu integrieren. Wenn Sie das geschafft haben, schreiben Sie sich Ihre Erfolge auf. Jeden Erfolg, den Sie verspüren, können Sie sich notieren und daraus die Motivation für weitere Erfolge ziehen.

Beginnen Sie sofort

Das Biohacking ist keine Methode, die man auf die lange Bank schieben muss, denn Sie können sofort damit beginnen. Was Sie sofort tun können? Beginnen Sie damit, Ihren neuen Tagesablauf zu planen. Schreiben Sie sich auf, welche Ziele Sie erreichen wollen. Danach können Sie beginnen, diese in den Tagesablauf zu planen.

Hinweis: Legen Sie sich einen Tageskalender oder einen Wochenkalender zu. Schreiben Sie dort rein, wann Sie was erledigen wollen. Beginnen Sie mit dem gesunden Frühstück und enden Sie mit dem Zubettgehen.

So beginnen Sie direkt mit dem Biohacking und können sich gezielt die wichtigsten Ziele setzen. Guter Schlaf, Stressbewältigungen und Bewegung sind Dinge, die man sofort umsetzen kann. Sollten Sie dazu Fragen haben, dann schauen Sie nochmals in die oberen Abschnitte.

Zusammenfassung

Biohacking hat sich am Anfang für Sie wie eine Reise zu den Sternen angehört. Star Trek kam Ihnen in den Sinn? Dann lagen Sie nicht ganz falsch, denn auch dort kam das Biohacking vor. Was war das nun noch mal? Biohacking ist eine Methode, um den Körper entsprechend zu optimieren. Die Selbstoptimierung ist das Ziel der Biohacker. Doch wie geht das? Indem man den eigenen Körper kennenlernt. Hat man das erreicht, kann man den Körper so ausrichten, dass er leistungsfähiger und erfolgreicher ist. Dadurch hat man wiederum die Chance, sich selbst gesundheitlich zu fördern.

Wir hoffen, wir konnten Ihnen mit unserem Ratgeber weiterhelfen. Nutzen Sie unsere Hinweise und Übungen und lassen Sie sich vom Biohacking beeindrucken. So schnell haben Sie noch nie einen Erfolg erzielt.

www.ingramcontent.com/pod-product-compliance
Lightning Source LLC
Chambersburg PA
CBHW022116170526
45157CB00004B/1662